PUBLICATIONS DU *PROGRÈS MÉDICAL*

LE
PANSEMENT OUATÉ

PAR

M. LE Dr Félix TERRIER

Professeur à la Faculté de Médecine, Chirurgien de l'Hôpital Bichat,
Membre de l'Académie de Médecine.

LEÇON RECUEILLIE

PAR

M. Marcel BAUDOUIN

Préparateur du cours.

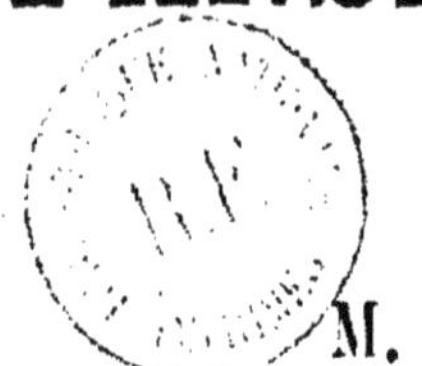

PARIS

AUX BUREAUX DU
PROGRÈS MÉDICAL
14, rue des Carmes, 14.

Félix ALCAN
ÉDITEUR
108, boulevard Saint-Germain, 108

1894

LE

PANSEMENT OUATÉ

Messieurs,

Dans cette seconde leçon, j'ai l'intention de vous exposer le *modus faciendi* du pansement ouaté, tel qu'il a été inventé par un chirurgien français ; la façon dont je le comprends aujourd'hui ; et surtout le rôle qu'il est appelé, à mon avis, à jouer en temps de guerre.

C'est, Messieurs, le 1ᵉʳ décembre 1870, pendant la guerre franco-allemande et le siège de Paris, qu'à l'Hôpital Saint-Martin, M. Alphonse Guérin, chirurgien des hôpitaux, expérimenta pour la première fois le pansement ouaté ; il continua ensuite à l'utiliser dans son service, à l'Hôpital Saint-Louis, pendant la Commune, vers mars 1871. Alors qu'ailleurs les opérés mouraient presque tous, à Saint-Louis les succès se multipliaient chaque jour.

La première communication de M. A. Guérin à une Société savante remonte au 6 juin 1871 ; il la fit devant l'*Académie de Médecine* (1). Quelques mois après, j'analysai son mémoire dans un article de la *Revue scientifique* (2), qui parut le 25 novembre 1871. A la fin de la même année, un interne de M. A. Guérin,

(1) *Bull. Acad. de Méd.*, 1871, p. 328.
(2) *Revue des Cours scientifiques*, 1871, p. 520.

M. Raoul Hervé, publiait à son tour, dans les *Archives générales de Médecine* (décembre 1871)(1), un travail sur les recherches de son maitre, et soutenait, en 1874, sa thèse sur le même sujet (2).

Enfin le créateur de ce mode de pansement l'a lui-même décrit, dans tous ses détails, dans un petit volume paru en 1885 (3).

Certes, depuis longtemps, l'ouate était utilisée en chirurgie : Anderson l'avait préconisée contre les brûlures et Mayor (de Lausanne) avait insisté sur les services qu'elle peut rendre dans les pansements. En 1836, Chatelain avait proposé de l'employer à la place de la vieille charpie, et Burggraeve s'en servait pour les appareils de fractures.

Mais ces essais anciens n'ont rien à voir avec les remarquables travaux de M. A. Guérin; et c'est bien à lui qu'appartient l'idée de l'emploi systématique et rationnel de la ouate dans les pansements. A l'empirisme succédait une doctrine et une méthode scientifiques.

Le pansement s'appuyait en effet sur une théorie, qu'on peut résumer ainsi. Les blessés mouraient par une infection provenant de l'air confiné ; cette opinion, d'ailleurs, courait les classiques depuis longtemps, et en 1870 les chirurgiens américains qui vinrent soigner nos blessés réclamaient déjà beaucoup d'air pour leurs malades. Dès sa thèse inaugurale, M. A. Guérin avait adopté cette théorie de l'infection d'origine extérieure, qui pour lui semblait évidente. L'idée, qui guida ce chirurgien dans l'invention de son pansement, fut donc la même qui conduisit Lister à ses procédés antiseptiques ; et il y a autant de différence entre un pansement quelconque à l'ouate et les procédés de M. A. Guérin

---

(1) *Du pansement ouaté* (*Arch. gén. de Méd.*, 6ᵉ série, t. XVIII, p. 641 ; t. XIX, p. 319, 417 et 685). — A citer aussi les thèses de Lasalle et de Combes (1871, nᵒˢ 113 et 198) ; celles de Blanchard (1872, nᵒ 162) ; de Nolle (1873, nᵒ 140) ; des articles de journaux (*Gaz. des Hôp.*, 1872, p. 171, 195, 489), etc., etc.

(2) *De la conservation des membres et des blessés*, Paris, 1874.

(3) *Du pansement ouaté*, Paris, 1885.

qu'entre un pansement ordinaire à l'acide phénique et la méthode Listérienne.

D'ailleurs les recherches de laboratoire de M. Pasteur avaient prouvé à cette époque que l'air contenait bien des germes ; d'un autre côté, les travaux de Schrœder et Dusch (1854-1859) avaient montré que ces corpuscules ne pouvaient traverser l'ouate, fait vérifié ultérieurement par Pasteur (1860-1862). Enfin Tyndall (1869) avait reconnu que l'air, filtré par son passage à travers l'ouate, était optiquement pur ; et Lister avait remarqué que l'application d'ouate phéniquée sur une plaie fraîche suffisait pour empêcher toute mauvaise odeur.

L'ouate filtrait donc bien l'air et pouvait, par une simple action mécanique, préserver les plaies des miasmes néfastes, des corpuscules de la fermentation trouvés par Pasteur. M. A. Guérin a eu l'indiscutable mérite d'appliquer ces données à la chirurgie et de protéger les blessures par un procédé d'ordre absolument physique.

Les avantages de ce pansement sont les suivants. D'abord il filtre l'air, c'est-à-dire empêche les vibrions d'arriver à la surface des plaies nouvellement faites et les empêche d'être infectées ; mais c'est aussi un pansement compressif, qui agit d'une façon très régulière : on a, grâce à lui, une véritable compression élastique. En outre, c'est le type du pansement immobilisateur : les plaies ainsi protégées sont maintenues dans une immobilité absolue, aussi les blessés pansés de la sorte ne souffrent-ils pas. « Vous pouvez frapper à coup de poing sur le moignon d'amputation, disait M. A. Guérin ; l'opéré n'accusera pas la moindre sensation douloureuse. » Cet avantage est considérable et c'est celui-là surtout qui fait du pansement ouaté un véritable pansement de guerre, permettant une évacuation facile sur l'arrière. De plus la plaie reste à une température constante ; aussi la cicatrisation est-elle plus rapide.

Autrefois, alors même que le pansement de M. A.

Guérin était fait avec soin, comme au cours de l'opération on ne prenait aucune précaution antiseptique, le pansement présentait constamment de l'odeur. Il y avait parfois de la putréfaction sous la ouate et par suite développement de gaz odorants. On essaya alors de remédier à cet inconvénient en utilisant de la poudre de camphre, ou une matière plus ou moins odorante, dont on saupoudrait le pansement. En outre, toujours pour la même raison, il y avait du pus : ce qui n'avait rien d'étonnant et ce qu'on comprend très bien aujourd'hui. Ce pus n'était pas très septique, ne l'était même pas du tout, au dire de MM. Renaut et Hayem, qui n'y avaient trouvé aucun microbe; mais il faut ajouter que, d'après M. Poncet, au contraire, ce pus, inoculé à des animaux, possédait parfaitement les propriétés des substances virulentes.

Rien n'est plus simple désormais que d'expliquer cette production du pus : pour opérer on avait des instruments septiques; on lavait la plaie avec de l'eau relativement sale ou de l'eau-de-vie camphrée, qui n'était guère antiseptique; enfin la ouate elle-même, qui passait par diverses mains, était infectée. C'était plus qu'il en fallait pour obtenir de la suppuration. En réalité, ce pus n'était jamais qu'en petite quantité et l'intoxication ne se trouvait réalisée qu'au minimum. En somme, tout se passait à peu près bien, ou tout au moins beaucoup mieux qu'avec les autres modes de pansement.

Aujourd'hui, si l'on avait à utiliser le pansement ouaté, on n'aurait plus ces ennuis en prenant certaines précautions, en stérilisant surtout au préalable la ouate. Aussi le pansement ouaté, un peu oublié, est-il un pansement auquel on reviendra, au moins dans certaines circonstances.

Le mode d'application diffère peu suivant les plaies et les régions ; nous prendrons pour exemple une plaie d'amputation de cuisse.

Pour suivre la méthode de M. A. Guérin, l'opération

et le pansement doivent être faits en dehors des salles d'hôpital, dans un milieu aussi pur que possible. L'ouate, qui doit servir, ne doit jamais avoir séjourné antérieurement dans les mêmes salles.

L'amputation circulaire terminée, un aide tend la manchette cutanée et la maintient béante ; l'opérateur la remplit alors de petites couches bien régulières d'ouate neuve (n'ayant pas de surface gommée, comme cela se faisait jadis), appliquées une à une par petits carrés, et tassées les unes sur les autres avec grand soin, de façon à exercer sur la surface de la plaie une compression bien égale. Le pansement extérieur, auquel on procède immédiatement, consiste à entourer le moignon avec des bandes d'ouate, remontant très haut sur le membre. Dans une amputation de cuisse on ne craindra pas de recouvrir une partie du bassin ; et, lors d'ablation d'un doigt, on n'hésitera pas à envelopper tout l'avant-bras. Puis l'ouate est entourée et serrée avec des bandes de toile neuve, afin qu'elles aient une plus grande résistance. On régularise en dernier lieu la compression à l'aide de tours de bandes de plus en plus serrés et très réguliers. Pour que la compression soit suffisante, il faut serrer de toutes ses forces, surtout au moment où l'on termine de placer les bandes.

L'application de ce pansement est plus délicate qu'on ne pense ; et, si l'on ne se conforme pas aux règles de M. A. Guérin, on peut avoir des accidents : par exemple, une saillie de l'os à travers les téguments dans les cas d'amputation. Ce qui advint une fois à Dolbeau, qui décréta, à la suite de cette expérience désastreuse, que le dit pansement ne valait rien.

Quand la ouate et les bandes sont bien appliquées, on peut frapper avec force sur la masse de ouate comprimée, sans que le blessé éprouve la moindre douleur ; l'ensemble du pansement doit donner à la percussion un son tympanique, comparable à celui qu'on obtient en percutant le thorax.

S'agit-il de panser une résection ? Les mêmes précautions sont à prendre et l'on doit procéder de la même façon. S'agit-il de soigner une fracture compliquée? Ici c'est un peu plus difficile et il faut une certaine habitude pour obtenir un résultat parfait. Quand les fragments sont mobiles l'un sur l'autre, il faut avoir soin de donner au membre une bonne direction, et, pour cela, il est indispensable que le malade soit bien endormi; sinon, les fragments se déplacent et chevauchent. M. A. Guérin, pour montrer comment il fallait procéder dans ces cas, avait l'habitude de prendre deux morceaux d'un manche à balai, de les placer bout à bout, et de les recouvrir d'ouate d'une façon méthodique; il montrait alors qu'il était très facile de maintenir ainsi bout à bout les deux bâtons. Mais cette expérience n'a que des analogies assez vagues avec ce qui a lieu dans les fractures, et, en somme, n'est pas très démonstrative.

Il y a quelques précautions à prendre dans l'application du pansement. C'est ainsi que, lorsqu'on doit l'utiliser le soir ou pendant la nuit, il faut éviter de se servir de lumière à flamme libre, et n'employer que des lampes munies de verre; sans cela on peut enflammer l'ouate, comme c'est arrivé plusieurs fois, et brûler le malade. A l'hôpital, l'usage de la lumière électrique permettrait d'éviter tout danger de cette nature.

Il faut aussi surveiller le malade pendant les jours qui suivent l'opération. Si l'on ne voit rien suinter au pourtour du pansement, c'est que tout va bien. Mais, dès que l'on aperçoit une tache sur la partie déclive, dès que la sérosité vient salir un point de la ouate, immédiatement il faut appliquer de nouvelles couches d'ouate et de bande. De même, si le pansement se relâche un peu. Si du sang pur s'écoule, il faut défaire le tout pour trouver le vaisseau qui donne et arrêter l'hémorrhagie.

Une autre règle fort importante, c'est de prendre matin et soir la température de l'opéré. Tant que la température n'a pas dépassé 38°,5, inutile de défaire le pansement, surtout s'il n'y a pas de douleur, pas d'infiltration, pas de coloration rouge vif des parties déclives de l'appareil. Mais, dans certaines circonstances, le thermomètre peut atteindre 39° ; il faut alors voir ce qui se passe sous la ouate.

A l'époque où le pansement de M. A. Guérin fut utilisé pour les premières fois, on ne tentait pas la réunion par première intention, et ce n'est guère qu'au bout de 25 à 30 jours, parfois même de 35 jours, qu'on enlevait le premier pansement. On trouvait généralement la plaie presque complètement cicatrisée, sauf sur une étendue d'une pièce de un franc environ. C'était donc bien là un pansement rare. Mais, plus tard, quand on réunissait par première intention, on devait attendre moins longtemps, 12 à 15 jours environ.

Lorsqu'on réappliquait le pansement, il fallait prendre les mêmes précautions que le jour de l'opération : l'ouate devait être neuve et très pure ; il ne fallait panser le blessé que dans une chambre où il n'y avait pas eu d'opérés auparavant, de façon à éviter tout air infecté. Malgré ces minuties indispensables, le soir, après l'application du second pansement, on observait presque toujours une élévation de température. Chez un de mes opérés, le thermomètre monta une fois à 42°. C'est qu'on avait fait quelques auto-inoculations et cet accident prouvait nettement que la plaie était bien infectée et son pus très septique. En enlevant la ouate, en effet, on tiraillait quelques bourgeons charnus, des vaisseaux se rompaient : d'où absorption instantanée de substances virulentes. Mais bientôt les choses revenaient à l'état normal.

Plusieurs modifications furent proposées dans la suite pour ce pansement ; mais M. A. Guérin ne voulut en accepter aucune. C'est ainsi que M. Ollier (de Lyon) (1), pour ses résections, utilisa un pansement inamovible, dans lequel il employait une bien moins grande quantité de ouate et un appareil silicaté. Dans ces conditions, on revenait aux pansements à la ouate des anciens, en

____

(1) *Congrès médical de Lyon*, 19 septembre 1872.

particulier de Burggræve et de Nélaton, pansements en rien comparables à celui systématisé par M. A. Guérin.

M. le Pr Guyon proposa d'enduire le membre de gomme arabique au moment de l'application de la ouate, afin de faire adhérer les bandes et d'empêcher la pénétration de l'air. Mais il y avait toujours de l'humidité dans ce pansement et jamais la ouate ne tenait.

M. le Pr Verneuil voulut utiliser à sa manière le pansement ouaté dans les fractures compliquées ; mais il n'obtint que des résultats médiocres : pour que le membre fracturé restât immobile pendant l'application du bandage, il avait imaginé de disposer l'appareil ouaté en forme de Scultet.

Enfin, les chirurgiens de Bordeaux, faisant la réunion par première intention, utilisèrent le drainage sous la ouate, comme M. Ollier qui employait, dans son pansement par occlusion inamovible, une mèche d'ouate huilée.

Les modifications que je propose pour le pansement de A. Guérin, que je considère comme très bon, lorsqu'il est employé comme adjuvant d'autres méthodes de pansement et en particulier des méthodes antiseptiques et aseptiques, sont les suivantes :

Avant l'opération et pendant l'opération, on prendra toutes les précautions ordinaires ; la plaie, de la sorte, n'étant pas susceptible de suppurer, on fera la réunion par première intention ; on mettra, si besoin est, un tube à drainage dans un coin de l'incision cutanée, et, au-dessus, un pansement antiseptique sec quelconque, par exemple un pansement à l'iodoforme (poudre ou gaze et ouate iodoformée), puis, on appliquera le pansement de A. Guérin.

On aura de la sorte un pansement qui sera un pansement rare, un pansement suffisamment résistant et non douloureux : avantages inappréciables quand il s'agit de grands blessés, de soldats pansés sur le champ de bataille et qu'il faut à tout prix évacuer au loin. Ce premier pansement pourrait être conservé au moins 10 à 15 jours.

Toutes ces qualités, comme je vous l'ai déjà dit, Messieurs, font du pansement ouaté un *pansement de guerre* par excellence. De tels avantages ont déjà d'ailleurs été appréciés, comme ils le méritent, par certains chirurgiens militaires; et, dès 1879, c'est-à-dire il y a 14 ans, M. le Dr Védrènes les classait ainsi :

1° Simplicité des éléments qui le composent : il suffit en effet d'avoir de la ouate et des bandes.

2° Facilité inouïe de transport des blessés ainsi pansés, soit par bateau, ce qui vaut mieux, soit par chemin de fer; car ce pansement fait disparaître les souffrances (1).

3° Variété des usages auxquels il se prête. On peut l'appliquer à toutes les plaies, depuis la lésion la plus simple jusqu'à la plaie d'opération la plus compliquée.

4° Économie de temps du chirurgien, profitable aux autres blessés.

D'ailleurs la pratique est venue montrer l'exactitude et la portée de ces vues théoriques. Dans la guerre turco-russe (1877-1878), on a pu voir que ce pansement valait beaucoup mieux que les anciens. La statistique du Dr Girerd, chirurgien de l'ambulance de Beglerbey, comprend :

63 amputations avec 3 morts.

92 résections avec 0 mort.

Résultats superbes, si on les compare à ceux de la guerre franco-allemande de 1870!

La seule objection qu'on puisse mettre en avant — il est vrai qu'elle a une certaine importance — c'est la quantité d'ouate et de bandes que devraient contenir les voitures médicales de régiment et les voitures de chirurgie de l'ambulance divisionnaire. Mais on pourrait comprimer la ouate en rouleaux et l'envelopper (2),

---

(1) Je n'ai pas besoin d'ajouter que le transport par voitures ou par cacolets est le dernier à choisir ; c'est placer les blessés dans de très mauvaises conditions.

(2) Pour l'empêcher d'être mouillée et par conséquent de moisir.

ainsi que l'a montré le Dr Grosclaude (du 74e régiment de ligne). Un ballot cylindrique, contenant 500 grammes d'ouate entourée de la toile vernissée imperméable et de papier imperméable, peut très facilement ne pas dépasser 18 centimètres de long sur 14 centimètres de diamètre de base; et cette ouate peut être taillée en bandes de 0,21^m sur 42^m de large. On pourrait la chauffer au préalable à 160° ou 180°, lors de son occlusion, et l'on serait ainsi certain de son asepsie absolue. Il n'est pas même besoin de dépasser 150°. 12 paquets du Dr Grosclaude, comprimés ensemble à leur tour, pourraient se réduire encore d'un 1/3.

Cette question de l'utilisation en temps de guerre du pansement ouaté a été discutée d'ailleurs à l'une des séances du Congrès de Chirurgie de 1885, le 9 août au matin. On avait mis à l'ordre du jour la question suivante : « Des meilleurs pansements à employer dans la chirurgie d'armée en campagne. » Comme bien on pense, M. A. Guérin vint plaider pour son pansement; mais tous les médecins militaires furent unanimes à préférer les antiseptiques, en ne regardant le pansement ouaté que comme un accessoire. M. Delorme défendit l'acide phénique, l'iodoforme et l'ouate, alors que M. Chauvel rejeta complètement l'ouate, à cause de son volume et de la difficulté d'exécution des pansements, qui sont très pénibles. M. Audet préconisa en vain le pansement Listérien et le feutre d'ouate, qui ne constitue d'ailleurs qu'un mauvais pansement ouaté.

A mon avis, le meilleur pansement en campagne sera le pansement sec à l'iodoforme, préconisé par M. Delorme; mais, à condition qu'on y ajoute le pansement ouaté, et à condition surtout qu'on utilise de préférence à toutes les autres sources d'infection, des attelles plâtrées, qu'on pourra remplacer aussi souvent qu'il sera nécessaire.

Mais qu'y a-t-il, Messieurs, en fait d'ouate, à l'heure actuelle, dans les différentes réserves de matériaux de pansements qui accompagnent nos régiments sur le champ de bataille? Le calcul n'en est pas très facile à faire ; j'y suis cependant parvenu et je vous engage à prendre note de ces chiffres, que vous ne trouverez dans aucun de vos classiques.

Cette ouate se présente sous les formes suivantes :

1° *Coton cardé*, en paquets de 25, de 50, de 200 et de 500 gr. Ce coton peut être soit *en nappe*, soit en *bandes*.

2° *Ouate de tourbe bichlorurée*, par paquets de 500 gr.

3° *Étoupe bichlorurée purifiée*, en plumasseaux, en paquets de 100 gr., de 250 gr.

4° *Coton hydrophile bichloruré*, par paquets de 25 gr., qui manque complétement dans l'hôpital de campagne, et dans la réserve de l'ambulance divisionnaire.

De ces 4 espèces de pansements, on pourrait éliminer l'étoupe et la ouate de tourbe bichlorurées qui sont parfaitement impropres à faire un pansement ouaté, tel que l'entend M. Alphonse Guérin, et tel que nous l'entendons nous-même.

1° Le *coton cardé*, qui est à la disposition du service médical régimentaire, est distribué de la façon suivante : 1 paquet de 50 gr. dans chaque musette, soit 500 gr. pour les 10 musettes du bataillon ; 4 paquets de 25 gr. par équipements d'infirmiers, soit 100 gr. pour chacun d'eux, et 400 gr. pour les 4 infirmiers de bataillon ; 2 paquets de 100 gr. pour les sacs d'ambulance. Dans la voiture médicale, il y a 6 paquets de 500 gr. de coton cardé en nappes, 8 paquets de 200 gr. de coton en bandes ; soit 4.600 gr. — Au total 5 kil. 700 gr. de coton cardé par bataillon et 17 k. 100 pour les 3 bataillons, c'est-à-dire pour un régiment.

Dans chaque voiture de chirurgie de l'ambulance divisionnaire, on trouve 40 paquets de 500 gr., soit 20 k.; 92 paquets de 200 grammes, soit 18 k. 400; 11 paquets de 50, soit 550 gr.; au total 38 k. 950 de coton cardé par voiture, c'est-à-dire 77 k. 900 pour les 2 voitures de l'ambulance divisionnaire. L'approvisionnement de réserve de ces voitures, compris dans 4 fourgons, à raison de 2 fourgons pour une voiture, est disposé comme suit : pour 2 fourgons, il y a 54 k. 600 de coton, dont 27 k. en paquets de 500 gr. (54 p.), et 27 k. 600 en paquets de 200 gr. (138 p.) : cela fait 109 k. 200 pour les 4 fourgons. Ces chiffres montrent qu'il y a 187 k. 100 gr. de coton cardé pour l'approvisionnement complet de l'ambulance. L'hôpital de campagne en possède 36 kil. 400, à savoir 18 kil. en paquets de 500 gr. et 18 kil. 400 en 92 paquets de 200 grammes.

2° Pour la *ouate de tourbe bichlorurée*, voici les chiffres : 6 paquets de 500 gr., soit 3 kil. dans la voiture médicale de bataillon (il n'y en a pas dans les musettes, les équipements d'infirmiers et le sac d'ambulance); soit 9 kil. pour le régiment.

Chaque voiture de chirurgie de l'ambulance divisionnaire possède 24 paquets de 500 gr., c'est-à-dire 12 kil.; ce qui fait 24 kil. pour les 2 voitures. Chaque paire de fourgons de réserve renferme 40 paquets de 500 gr., soit 20 kil.; c'est-à-dire 40 kil. pour les 2 paires. Il y a donc au total 64 kil. d'ouate de tourbe bichlorurée dans l'approvisionnement complet de l'ambulance.

A l'hôpital de campagne, je note 100 paquets de 500 gr., c'est-à-dire 50 kilog.

3° L'*étoupe bichlorurée*, qui est utilisable pour le service médical régimentaire, se trouve dans les musettes, le sac d'ambulance et la voiture médicale; les équipements d'infirmiers en sont dépourvus. Dans chaque musette, il y a un paquet de 100 gr.; ce qui donne, pour les 10 musettes, 1 kil. d'étoupe; dans le sac d'ambulance il y a 5 paquets de 100 gr. ou 500 gr. et dans la voiture médicale 25 paquets de 100 gr. ou 2,500 gr. Cela fait 4 kil. d'étoupe bichlorurée pour 1 bataillon, et 12 kil. pour le régiment au complet.

La voiture de chirurgie de l'ambulance divisionnaire comprend 46 paquets de 250 gr. ou 11 kil. 200, plus

FORMATIONS SANITAIRES de Première Ligne.	I — Objets de pansements non antiseptisés. Coton cardé.			II — Pansements antiseptiques (1). Ouate de tourbe bichlorurée.			Étoupe bichlorurée.			Coton hydrophile bichloruré.		
	Nombre de paquets.	Poids d'un paquet.	Poids total.	Nombre de paquets.	Poids d'un paquet.	Poids total.	Nombre de paquets.	Poids d'un paquet.	Poids total.	Nombre de paquets.	Poids d'un paquet.	Poids total.
I — Service médical régimentaire — Musettes (1	1	50	50	»	»	»	1	100	100	1	25	25
Musettes (10	10	»	500	»	»	»	10	»	1000	10	»	250
Équipements d'infirmiers (1	4	25	100	»	»	»	»	»	»	2	25	50
Équipements d'infirmiers (4	16	»	400	»	»	»	»	»	»	8	11	200
Sac d'ambulance : 1	2	100	200	»	»	»	5	100	500	»	»	»
Voiture médicale : 1	6 8	500 200	3000 1600	»	500	3000	25	100	2500	»	»	»
1 bataillon :	42 =Total= 5700			6 =Total= 3000			40 = Total = 4000			18 = Total = 45		
3 bataillons = 1 régiment :	126 =Total= 17100			18 =Total= 9000			120 = Total = 12000			54 = Total = 135		
II — Ambulance divisionnaire — 1/2 Ambul. — 1 Voiture de chirurgie :	40 92 11	500 200 50	20 18400 550	24	500	12000	46 65	250 100	11500 6500	11 »	25 »	225 »
1 Paire fourgons de réserve :	54 138	500 200	27 27600	40	500	20000	80 80	250 100	20000 8000	22 »	» »	• »
Ambul. complète — 2 Voitures de chirurgie :	286	»	77900	48	»	24000	222	»	36000	22	»	550
2 Paires fourgons, de réserve :	192	»	109200	80	»	40000	160	»	56000	»	»	»
Total de l'Ambulance :	178 =Total=187100			128 =Total= 64000			382 = Total = 92000			22 = Total = 550		
III. — Hôpital de campagne :	36 92	500 200	18 18400	100	500	50000	100 100	250 100	25000 10000	» »	» »	» »
	Total = 36400						Total = 35000					

(1) Ne pas oublier que le sublimé peut disparaître en grande partie du matériel de pansements antiseptiques.

65 paquets de 100 gr., ou 6 kil. 500 ; au total 18 kil. par voiture et 36 k. pour les deux. Dans chaque paire de fourgons de la réserve on trouve 80 paquets de 250 gr., soit 20 kil., plus 80 paquets de 100 gr., soit 8 kil. ; au total, 28 kil. pour une paire de fourgons et 56 k. pour les 2 paires. L'approvisionnement complet de l'ambulance est donc de 92 kil. d'étoupe bichlorurée.

A l'hôpital de campagne il y a 100 paquets de 250 gr., soit 25 kil. et 100 paquets de 100 gr. ou 10 kil.; au total 35 kil. d'étoupe en permanence.

4° Pour le *coton hydrophile bichloruré*, j'ai trouvé 1 paquet de 25 gr. par musette, soit 250 grammes pour les 10 ; et 2 paquets de 25 gr. par équipements d'infirmiers, soit 200 gr. pour les 4. Il n'y en a ni dans le sac d'ambulance ni dans la voiture médicale. Cela donne 450 gr. par bataillon et 1 kilogr. 350 par régiment.

Dans chaque voiture de chirurgie, on en trouve 11 paquets de 25 gr. ou 225 gr., soit 550 gr. pour les deux. Il n'y en a ni dans les fourgons de réserve de l'ambulance divisionnaire, ni dans l'hôpital de campagne.

Le tableau ci-dessus, qui indique la quantité d'ouate (coton cardé et coton hydrophile bichloruré) qu'on peut trouver dans les diverses formations sanitaires de première ligne, permet de se rendre encore mieux compte de ces chiffres.

Comme vous pouvez le voir, Messieurs, par ces données, la quantité d'ouate qu'auront à leur disposition les chirurgiens en temps de guerre sera absolument insuffisante et je dois constater que, malgré son origine française — peut-être même à cause de cela — la valeur du pansement ouaté n'a pas suffisamment attiré jusqu'ici l'attention de ceux qui avaient à organiser notre service de santé militaire.

C'est là, à mon avis, *une grave lacune* et je tenais à le dire hautement.

PARIS. — IMP. VEUVE GOUPY, 71, RUE DE RENNES.

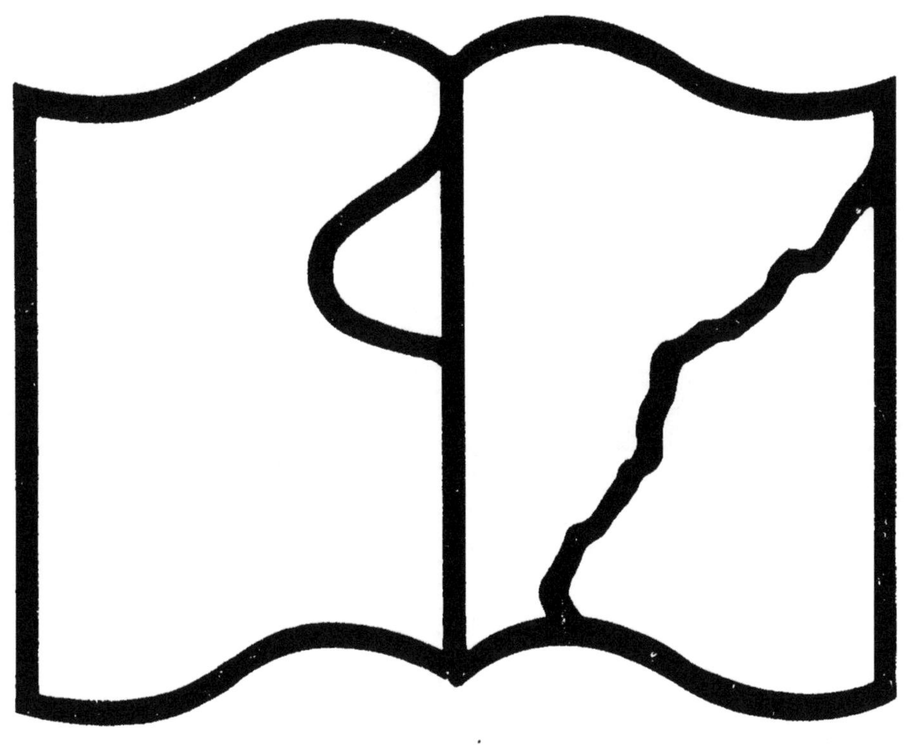

Texte détérioré — reliure défectueuse

NF Z 43-120-11

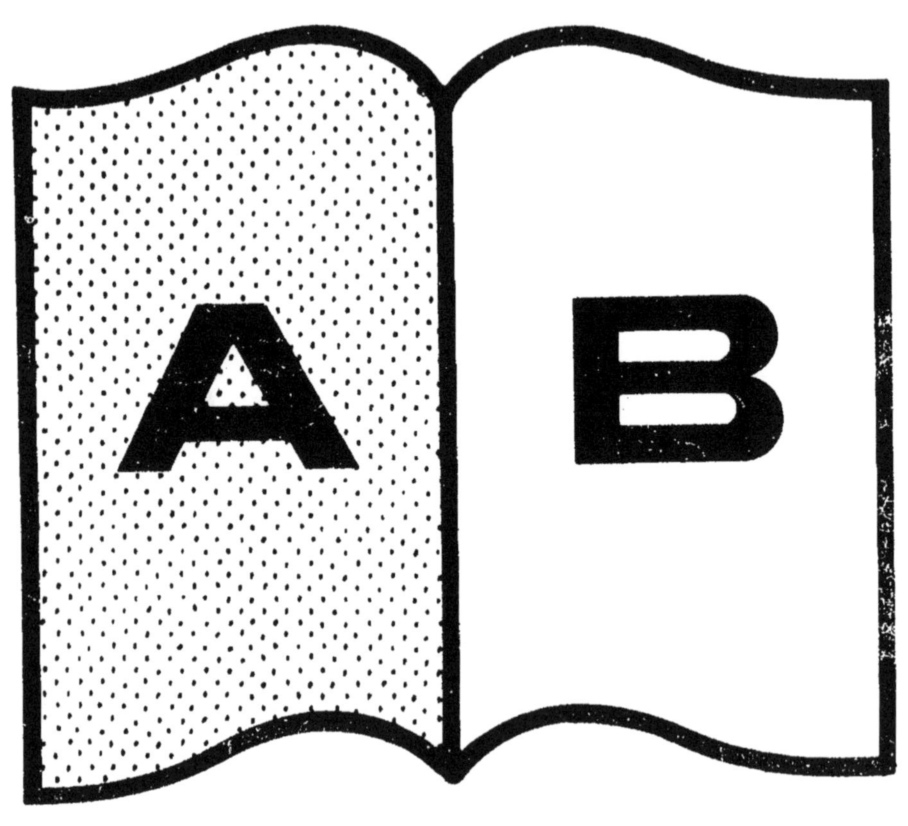

Contraste insuffisant

9 782016 124543